Dr ARNOLD GSCHWEND

DU DÉFAUT D'EXPANSION

DE LA

Région sous-claviculaire

DANS LA

Pneumonie infantile

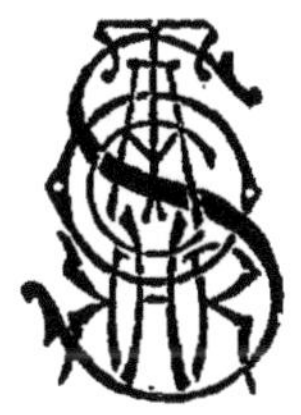

LYON
A. STORCK & Cie, IMPRIMEURS-ÉDITEURS
8, rue de la Méditerranée, 8

1902

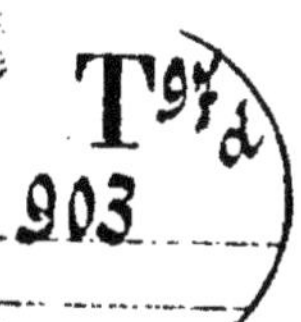

DU DÉFAUT D'EXPANSION

DE LA

RÉGION SOUS-CLAVICULAIRE

DANS LA

PNEUMONIE INFANTILE

Dr ARNOLD GSCHWEND

DU DEFAUT D'EXPANSION

DE LA

Région sous-claviculaire

DANS LA

Pneumonie infantile

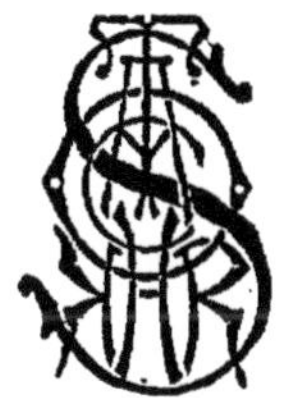

LYON

A. STORCK & Cie, IMPRIMEURS-ÉDITEURS

8, rue de la Méditerranée, 8

—

1902

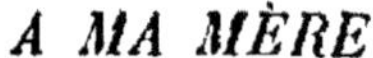

A MA MÈRE

PRÉFACE

Avant d'entrer dans le sujet de ma thèse et avant de terminer par ce modeste travail mes années d'études à la Faculté de médecine et aux Hôpitaux de Lyon je suis heureux de pouvoir en cette circonstance remercier ceux qui m'ont enseigné et entouré de leur bienveillance.

Je pense d'abord à Monsieur le Docteur Weill, Professeur à la Faculté de Lyon, qui m'a suggéré l'idée qui me guide dans cet exposé. Je ne crois pas exagérer en disant que grâce à son esprit d'observation le praticien se trouve en possession d'un nouveau fait qui lui rendra de grands services pour le diagnostic quelquefois si difficile de la pneumonie infantile. Mais je dois à Monsieur Weill aussi une sincère gratitude pour l'amabilité avec laquelle il m'a toujours reçu dans son service à la Charité et pour son attention bienveillante dont j'ai souvent été l'objet.

Il ne m'est pas moins agréable de me rappeler les maîtres avec lesquels j'ai vécu dans l'intimité de leurs services respectifs : j'en garderai un profond sou-

venir et je conserverai leur enseignement précieux; hommage sincère et d'autant plus agréable qu'il est public à eux tous :

Messieurs les Docteurs Bard, Gayet, Jaboulay, Professeurs ;

Messieurs les Docteurs Lannois, Paviot, Professeurs agrégés, Médecins des Hôpitaux.

Monsieur le Docteur Gangolphe, Professeur agrégé, Chirurgien des Hôpitaux ;

Ce serait être peu reconnaissant que de ne pas me souvenir ici de Monsieur Compayré, Recteur de l'Académie de Lyon, qui en maintes circonstances m'a porté un très grand intérêt avec la haute courtoisie qui lui est habituelle.

Un hommage non moins précieux à Messieurs les Professeurs Lacassagne et Lortet, Doyen de la Faculté de médecine.

Mes derniers remerciements vont à ceux qui m'ont aidé dans mon travail :

Monsieur le Professeur agrégé Doyon ; Monsieur le Docteur Péhu et Monsieur le Docteur Épaulard, ancien élève de l'École de santé militaire.

CHAPITRE PREMIER

Historique.

Les médecins qui ont souvent l'occasion de se trouver en face d'une pneumonie infantile savent combien son diagnostic peut être difficile. Et il en a été ainsi de tout temps ; le court aperçu historique sur ce sujet nous en fournira la preuve.

Laennec dit dans son *Traité d'auscultation*, deuxième édition, 1826 : « D'un autre côté je n'ai pu constater d'inégalités manifestes et constantes dans les mouvements des deux côtés du thorax que dans les cas d'empième très abondant ou de déformation de la poitrine. »

Broussais admet au contraire la dilatation du thorax du côté atteint sous l'influence d'une pneumonie.

Dans le traité si complet de Grisolle, deuxième édition, 1864, nous trouvons ces lignes :

« Dans un cas il m'a paru que le côté affecté se dilatait moins que le côté sain. Mais cette différence cessait d'être remarquée dès que la douleur était devenue moins intense. » Pour lui d'ailleurs c'est un fait exceptionnel.

Woillez signale seulement que par l'application de la main on obtient des données sans importance pour le diagnostic, 1872.

Nous trouvons dans le *Traité de diagnostic médical* d'Eichhorst, 1890 :

« La diminution d'intensité respiratoire unilatérale s'observe dans les affections bronchiques qui mettent obstacle au libre accès de l'air dans les bronches et partant dans les alvéoles pulmonaires. Cette diminution existe même dans les pleurésies à gros épanchement par suite de la compression. Des déformations osseuses peuvent en être la cause. »

D'après Debove et Achard, 1893, article de Sallard : « A la vue on peut remarquer une légère voussure du côté atteint, mais pas toujours ; l'excursion respiratoire incomplète de ce même côté est plus souvent notée » ; ces auteurs ne spécifient pas la région qui est le siège de l'immobilité relative.

Dans le traité de Grancher-Comby-Marfan sur les maladies de l'enfance, tome IV, 1898, article de Comby, nous ne trouvons rien sur l'immobilité.

Comby dans son traité de 1891, page 553, ne décrit à propos de la pneumonie aucun signe concernant les variations dans l'expansion thoracique.

A propos de la pleurésie, cet auteur note que l'inspection du thorax pourra révéler la diminution des mouvements d'un côté, l'immobilité des espaces intercostaux, la voussure thoracique, l'augmentation de volume du côté atteint.

Nous extrayons du traité de d'Espine et Picot, 1899: « Habituellement, chez l'enfant au-dessus de cinq ans, les symptômes caractéristiques de la pneumonie font défaut, et les seuls signes qui fassent soupçonner une affection thoracique sont la fréquence et le type abdominal exagéré de la respiration. L'enfant pousse du ventre. »

Nous lisons dans Bouchard, *Traité de pathologie générale*, page 521, article de Lebreton :

Les « troubles dans l'égalité normale des phénomènes respiratoires ont aussi leur importance. L'immobilité d'un côté du thorax, soit sous l'influence de la douleur, soit sous l'influence d'un obstacle à la dilatation respiratoire, attirera l'attention sur le côté du malade. Dans certaines conditions pathologiques, la pleurésie, la pneumonie, on peut voir la différence des lignes d'ascension et de descente comparées à celles d'un poumon normal. »

Page 523 : mensuration : « C'est ainsi que la dilatation d'un côté du thorax peut être révélée par la mensuration dans la pneumonie, dans la congestion à forme de pleurésie (spléno-pneumonie de Grancher) et même dans la congestion pleuro-pulmonaire de Woillez.

« L'application de la main ou des doigts sur la paroi thoracique est un élément de diagnostic moins précieux que la percussion et l'auscultation. La palpation pratiquée avec les deux mains, l'amplexation, permettra souvent mieux encore de se rendre compte de la dilatation permanente d'un des côtés et de son défaut de distension sous l'influence des mouvements respiratoires. C'est surtout dans la pneumonie que cette constatation prendra de la valeur. Mais on peut constater cette diminution de l'incursion thoracique dans d'autres maladies, les unes bénignes qui immobilisent le thorax par l'intensité seule de la douleur, (pleurodynie, névralgie, zona), les autres plus graves au contraire, mais dans lesquelles l'élément douloureux est encore une des causes de l'immobilisation volontaire du côté malade (pneumonie au début, congestion pulmonaire simple, pleurésie avant l'épanchement). » L'auteur ne considère pas spécialement les symptômes objectifs dans la pneumonie.

Brouardel et Gilbert mentionnent dans leur traité de médecine (art. de M. Barth, tome VII, 1900) :

« L'immobilité relative ou absolue d'un côté du thorax peut se produire sous l'influence de causes diverses : par contracture des muscles intercostaux en cas de point de côté (au début de la pneumonie ou de la pleurésie) ; distension de la cage thoracique en cas d'épanchement pleural ou de kyste hydatique volumineux ; enfin chez l'enfant par oblitération de la bronche principale en cas de corps étranger dans les voies aériennes ou d'adénopathie trachéo-bronchique comprimant le hile du poumon. »

En définitive, d'après le court aperçu historique que nous venons de faire ici on peut voir que la plupart des auteurs insistent peu sur l'immobilité respiratoire au cours des affections pleuro-pulmonaires, ceux d'entre eux qui en parlent la mentionnent d'une façon générale sous la rubrique d'immobilité du côté malade. Ils n'ont pas observé certainement le défaut d'expansion qui existe sous la clavicule, tel qu'il a été décrit par M. le professeur Weill.

CHAPITRE II

Description du signe.

On sait combien il est parfois difficile de diagnostiquer à coup sûr une pneumonie chez un enfant. Souvent le petit nombre de symptômes physiques et fonctionnels ou leur apparition tardive fait que le clinicien est impuissant à discerner les éléments du diagnostic.

La localisation extra-thoracique du point de côté quand il existe, la fréquence de la diarrhée, la dyspnée sans caractères nettement spécifiques, l'apparition facile de symptômes nerveux (convulsions, syndrôme méningitique) entrainent presque inévitablement à confondre la pneumonie infantile avec des maladies similaires : l'appendicite, la grippe, la dothiénenterie, la broncho-pneumonie, la méningite sous toutes ses formes.

Et cependant la nécessité d'un diagnostic précoce, là comme ailleurs, s'impose au premier chef : le pronostic et la thérapeutique en dérivent immédiatement.

Depuis quelque temps déjà, M. le professeur Weill avait été frappé par une particularité de la mécanique respiratoire qu'il rencontrait dans tous les cas où il y avait lieu de soupçonner cliniquement une pneumonie infantile.

Ce signe consiste dans le défaut d'expansion plus ou moins complet de la région sous-claviculaire du côté malade, pendant les mouvements respiratoires.

A la simple inspection de la région sous-claviculaire dans les mouvements respiratoires normaux, il faut distinguer deux ordres de faits comme l'indique M. le professeur Weill (communication à la Société des sciences médicales, juin 1901) :

Tout d'abord un déplacement de la clavicule par en haut dans le mouvement inspiratoire, puis une expansion de la partie supérieure de la cage thoracique supérieure.

Or, dans la pneumonie infantile, on observe la diminution et plus souvent l'absence complète de l'expansion respiratoire au niveau de la région sous-claviculaire du côté où siège l'affection. Il ne faut pas confondre le soulèvement de la clavicule avec l'expansion thoracique. En plaçant la face palmaire des doigts alternativement des deux côtés, on voit très bien que « du côté sain la main est soulevée comme par une vague, tandis que du côté malade cette sensation n'existe pas ».

Pour rendre le phénomène plus visible, il suffit de placer, comme l'a fait M. le professeur Weill, une plume de sphygmographe montée sur de la mie de pain ou de la cire de chaque côté du thorax, au niveau du creux sous-claviculaire. Les pointes des deux stylets ou plumes décrivent des mouvements, mais d'une amplitude très inégale.

Par la palpation on peut mieux encore se rendre compte de l'existence du signe. La différence dans le degré d'expansion de chaque côté renseigne suffisament.

Il convient pour cela, le malade découvert et placé exactement dans le décubitus dorsal, d'attendre que l'agitation qui accompagne les premiers moments de l'examen soit passée, que la respiration se soit régularisée pour apprécier la différence d'expansion des deux côtés.

En général, le défaut d'ampliation respiratoire est limité à la région sous-claviculaire, parfois cependant il atteint tout le sommet du poumon en avant et en arrière, intéressant ainsi par conséquent la fosse sus et sous-épineuse.

Ce signe apparaît précocement dans les premiers jours même de la maladie, ce qui ajoute encore à sa valeur diagnostique, dans une affection où les signes de certitude se montrent au contraire si tardivement.

CHAPITRE III

Valeur séméiologique.

Le signe de Weill est constant dans les différentes formes de pneumonie infantile de la base, du sommet et même dans cette modalité particulière de la maladie que M. le professeur Weill dans son livre désigne sous le nom de pneumonie centrifuge. Dans certaines formes accompagnées de douleurs vives, de point de côté thoracique ou abdominal, le signe de Weill peut être modifié, quoique exceptionnellement. Lire observation XIII le seul de tous nos cas dans lequel la douleur ait été suffisamment intense pour masquer le défaut d'expansion respiratoire du côté de la pneumonie. Mais même dans ce cas nous avons constaté que dès que l'élément douleur avait diminué, immédiatement le défaut d'expansion était manifeste du côté malade. Nous avons eu plusieurs autres cas dans lesquels l'élément douloureux existait sous forme de point de côté soit thoracique, soit abdominal, et sans que pour cela le diagnostic par le défaut d'expansion respiratoire ait été entravé.

Le signe de Weill n'existe pas dans d'autres affections pulmonaires. Dans la broncho-pneumonie, il manque absolument. Nos constatations sur ce point sont toutes concordantes. D'autre part, M. Rabot, médecin des hôpitaux, qui a bien voulu le rechercher dans les broncho-pneumonies de son service, ne l'a jamais trouvé.

Dans la pleurésie et le pneumo-thorax, l'expansion peut manquer du côté malade, mais elle intéresse toute l'étendue du thorax, si l'épanchement liquide ou gazeux est total, ou son niveau s'il est partiel. Le défaut d'ampliation thoracique n'est pas comme dans la pneumonie strictement limité au niveau même du sommet pulmonaire.

Quant à l'existence du signe de M. le professeur Weill chez l'adulte, nous ne pouvons apporter de conclusions fermes. Il nous a été possible d'examiner un cas seulement de pneumonie lobaire aiguë chez un adulte de trente-deux ans au premier jour de la maladie.

Mais nos recherches n'ont pas été plus avant. Il convient de remarquer qu'elle est, chez l'adulte, d'un intérêt plus restreint, le diagnostic nosologique étant, dans la majorité des cas, d'une difficulté beaucoup moindre que chez l'enfant tant au point de vue objectif que subjectif.

Pathogénie. — L'explication qu'on peut donner de l'existence du signe est, d'après M. le professeur Weill, la suivante :

Il est fort probable qu'il s'agit là d'une inhibition partielle des mouvements respiratoires limitée à une zone peu étendue du poumon et ayant un lieu d'élection : le creux sous-claviculaire et la fosse sus-épineuse, quelle que soit d'ailleurs la région du poumon qui soit le siège de la phlegmasie. Il est en effet remarquable de constater que le signe existe dans tous les cas, que la pneumonie frappe la base, la partie moyenne ou le sommet.

Quant au point de départ du réflexe inhibiteur, il doit, suivant M. le professeur Weill, être recherché dans la lésion pulmonaire elle-même, le processus inflammatoire agissant sur les terminaisons sensitives intra-alvéolaires du pneumogastrique. C'est de cette manière que nous nous expliquons le cas de l'observation XIII. L'immobilité de la région diaphragmatique due à la douleur a déterminé la respiration supplémentaire du sommet et masqué ainsi le réflexe inhibiteur habituel. Mais à peine la douleur avait-elle disparu que le défaut d'expansion du côté malade devenait facile à constater.

Évolution du signe de Weill.

Après avoir été manifeste au début de la maladie, le signe de Weill dure généralement plus longtemps que la fièvre elle-même. On le retrouve plusieurs jours après la défervescence, et il permet parfois de faire un diagnostic rétrospectif. Dans un cas, observation VI, il persistait encore au moment du départ de la malade, un mois après le début de l'affection pulmonaire alors qu'il n'y avait plus aucun autre signe physique et que l'état général était excellent.

CHAPITRE IV

Tracés de la respiration chez les enfants atteints de pneumonie.

Pour donner une forme plus tangible au phénomène et pour en étudier la représentation écrite, M. le professeur Weill a pris des tracés de la respiration chez des sujets atteints de pneumonie.

Grâce au bienveillant concours de M. le professeur agrégé Doyon qui nous a guidé dans nos expériences et à l'aimable assistance de M. Épaulard, ancien élève de l'École de santé militaire, nous avons pu, au moyen d'un appareil enregistreur, obtenir les tracés ci-dessous reproduits.

Nous placions nos petits malades horizontalement sur une table, les bras étendus le long du corps. Le cylindre enregistreur était placé à 30 ou 40 centimètres de distance de la tête. Dans chaque creux sous-claviculaire était fixé sur de la cire à modeler légèrement aplatie un stylet de bois qui transmettait ses mouvements à deux tambours, eux-mêmes reliés par des tubes en caoutchouc aux stylets enregistreurs. L'inscription se faisait sur du papier noirci à la fumée.

En se rapportant aux tracés ci-dessus il sera facile de constater l'excursion respiratoire moindre que décrit la plume en communication avec le côté malade. La même plume servait invariablement tantôt à une pneumonie gauche, tantôt à une pneumonie droite.

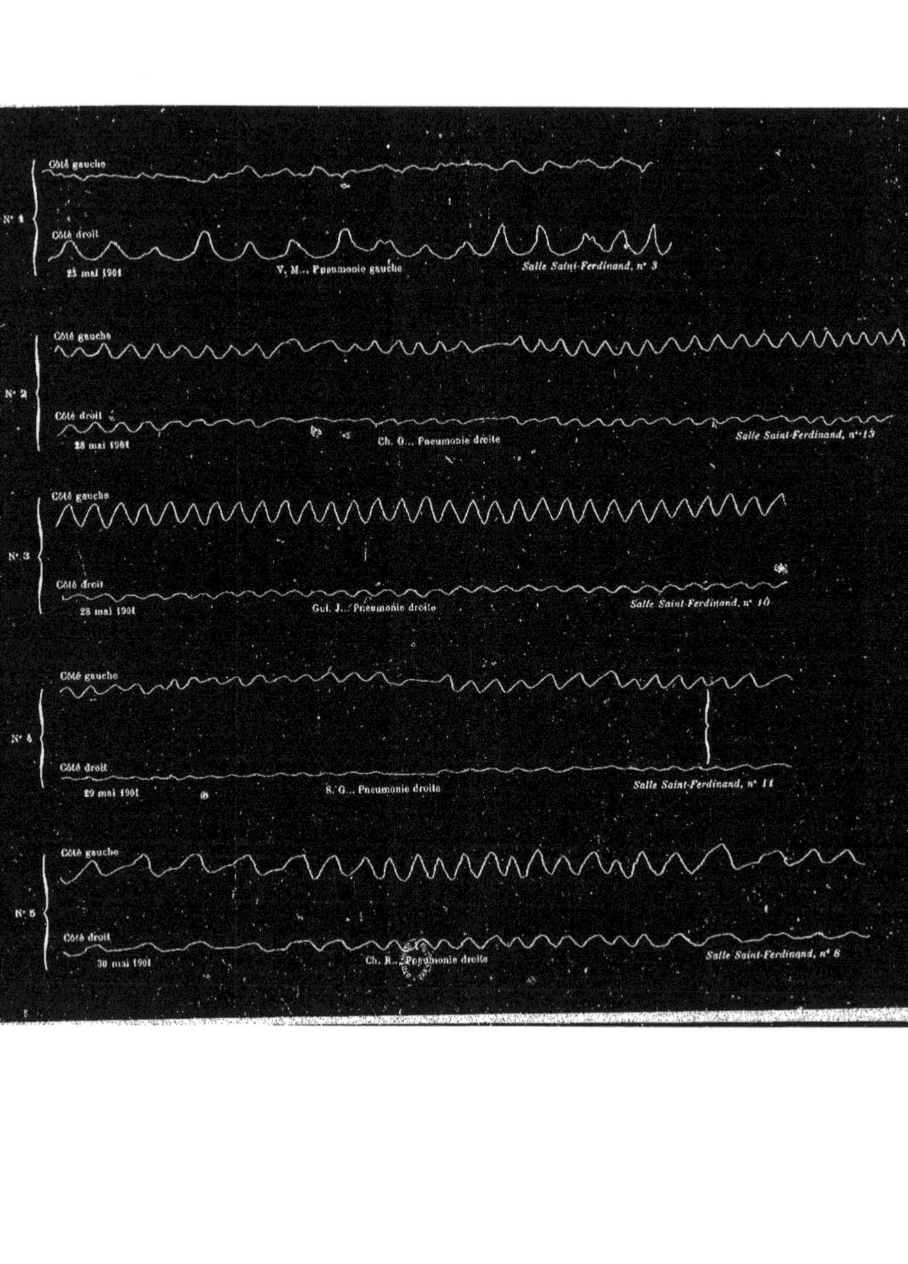
Côté gauche
N° 1
Côté droit
25 mai 1901
V. M... Pneumonie gauche
Salle Saint-Ferdinand, n° 3
Côté gauche
N° 2
Côté droit
28 mai 1901
Ch. O... Pneumonie droite
Salle Saint-Ferdinand, n° 13
Côté gauche
N° 3
Côté droit
28 mai 1901
Gui. J... Pneumonie droite
Salle Saint-Ferdinand, n° 10
Côté gauche
N° 4
Côté droit
29 mai 1901
S. G... Pneumonie droite
Salle Saint-Ferdinand, n° 11
Côté gauche
N° 5
Côté droit
30 mai 1901
Ch. R... Pneumonie droite
Salle Saint-Ferdinand, n° 8

OBSERVATIONS

Elles appartiennent toutes à des enfants malades de la clinique de M. le professeur Weill.

OBSERVATION I

F. St..., neuf ans. Entrée 29 janvier 1901.

Pneumonie droite au quatrième jour.

L'affection a débuté il y a quatre jours par des points dans l'hémithorax gauche. Douleurs abdominales revenant par crises paroxystiques. Nausées, vomissements.

Pouls régulier à 112.

Température, 39°5.

L'examen du poumon révèle à la palpation :

Une diminution de l'expansion respiratoire dans le creux sous-claviculaire droit. Pas d'autres signes physiques.

La palpation de l'abdomen est douloureuse.

30 janvier. — La diminution de l'expansion respiratoire persiste encore aujourd'hui du côté atteint.

L'abdomen est moins douloureux : il n'y a pas de tuméfaction.

La température reste élevée, 39°.

L'état général est bon. Pas de signes physiques.

31 janvier. — Même diminution de l'expansion respira-

toire du sommet en avant. Toujours point d'autres signes. Température, 39°3.

1er février. — L'auscultation du poumon atteint permet d'entendre aujourd'hui seulement un souffle à l'extrême sommet droit. Quelques râles. Le point de côté abdominal n'existe plus. Toujours défaut d'expansion. Température, 39°3.

2 février. — Même diminution respiratoire du sommet droit. Défervescence.

9 février. — La diminution respiratoire persiste. Les signes physiques ont disparu sauf un peu de submatité sous la clavicule droite.

11 février. — Il y a encore une différence dans l'excursion respiratoire qui est plus grande du côté gauche.

Dans les respirations fortes cependant le sommet droit se dilate davantage.

Il n'y a plus eu de variation de température.

L'état général est bon.

Sortie de l'enfant.

OBSERVATION II

J. J..., huit ans. Entrée le 7 janvier 1901.

Pneumonie au deuxième jour.

L'enfant est atteinte au moment de l'entrée d'une bronchite; pas de température.

23 janvier. — Éruption de rougeole sans autres signes pulmonaires.

14 mars. — L'enfant revient des rougeoles. Elle tousse légèrement, quelques râles peu nombreux de bronchite; sans température.

19 mars. — La température monte à 39°8.

Violents points de côté à la base gauche sans signes physiques.

A la palpation du côté atteint on trouve de l'immobilité des deux tiers du poumon gauche. Le sommet du même côté respire plus que le sommet droit. Pas d'autres signes physiques.

20 mars. — Le point de côté a disparu.

La diminution d'expansion dans le creux sous-claviculaire devient très manifeste; le reste du poumon gauche respire bien. Pas d'autres signes physiques. Température, 39°.

21 mars. — Le défaut d'expansion du sommet gauche persiste. La température reste élevée. Pas d'autres signes.

22 mars. — Même diminution d'expansion. On entend aujourd'hui à la base gauche quelques râles fins et un souffle. Température, 39°2.

23 mars. — Toujours même diminution de l'expansion respiratoire du sommet gauche. Le souffle est diminué. Température, 39°.

24 mars. — Le défaut d'expansion existe toujours. Le souffle a disparu. Défervescence.

25 mars. — La diminution respiratoire du creux sous-claviculaire persiste. Plus d'autres signes. Pas de température. Le défaut d'expansion persiste jusqu'à la sortie de l'enfant.

OBSERVATION III

C. M..., quatre ans; entrée le 7 février 1901.

Pneumonie au quatrième jour.

Le commencement de la maladie remonte à quatre jours.

L'enfant tousse beaucoup plus depuis. Il a saigné abondamment ; est abattu, somnolent.

La température dépasse 40°. Délire.

8 février. — On constate une diminution marquée de la respiration sous la clavicule droite. Pas d'autres signes physiques. Température, 40°4.

9 février. — La diminution respiratoire dans le creux sous-claviculaire droit est toujours prononcée. Râles sonores à la base droite, pas d'autres signes. Température, 39°2.

10 février. — Même défaut d'expansion du côté atteint. Défervescence : 37°. Pas d'autres signes.

11 février. — Le défaut d'expansion persiste toujours. La température reste normale.

Même diminution respiratoire du côté atteint les jours suivants, sans autres signes jusqu'à la sortie le 20 février.

OBSERVATION IV

V. M..., trois ans ; entrée le 12 mars 1901.

Pneumonie au quatrième jour.

L'enfant entre aujourd'hui pour de la toux devenue beaucoup plus intense depuis quatre jours; elle est surtout marquée le matin au réveil. L'expectoration est abondante mais n'a pas contenu de sang.

Pas de dyspnée. Elle est agitée le soir. Sueurs profuses la nuit. Température, 39°.

13 mars. — La palpation du creux sous-claviculaire révèle une immobilité presque complète du sommet gauche.

L'auscultation est négative. La température persiste à 39°.

14 mars. — Le défaut d'expansion du creux sous-claviculaire gauche est le même que la veille. L'auscultation permet d'entendre un souffle net à la base gauche. Température, 39°7.

15 mars. — Même défaut d'expansion. Souffle presque imperceptible. Défervescence à 37°4.

16 mars. — Toujours diminution d'expansion du sommet gauche.

Le souffle a disparu. Il reste un peu de matité et une diminution des vibrations à la base gauche.

La ponction exploratrice est négative.

Le 17 mars et les jours suivants l'enfant reprend un bon état général, mais le défaut d'expansion reste le même jusqu'au jour de sortie.

OBSERVATION V

Pneumonie au troisième jour.

B. M..., trois ans. Entrée le 26 mars 1901 avec de l'inappétence, de la constipation. Pas de vomissements. La mère raconte que la température est montée à 40°, mais a baissé un peu depuis deux jours.

Depuis l'entrée l'enfant a l'aspect abattu, les pommettes fortement colorées surtout le soir, elle se plaint et crie quand on veut la remuer. Elle ne refuse pas les aliments et mange volontiers. Pas de vomissements. Pas de selles depuis vingt-quatre heures. La langue est humide, sabburale, le ventre est un peu ballonné, tendu, non douloureux.

28 mars. — Dès le premier jour on a constaté une diminution notable de l'expansion sous la clavicule droite. En arrière même diminution au sommet. Température, 39°9.

29 mars. — La base droite du thorax présente une diminution de l'expansion dans les mouvements respiratoires. A ce niveau, on a un foyer submat avec exagération des vibrations. A la même base et prédominant en avant et sur le prolongement de l'aisselle on perçoit un souffle tubaire assez intense, entouré de quelques râles sous-crépitants. Dans le reste du poumon droit et du poumon gauche, la respiration est un peu rude.

L'enfant tousse par saccades.

Respiration courte, superficielle, 40 à 45 par minute.

Défervescence à 36°4.

30 mars. — La nuit a été bonne jusqu'à 4 heures du matin. A ce moment l'enfant s'est réveillée en criant, puis s'est assoupie jusqu'au réveil.

Au cœur, pointe dans le quatrième espace en dedans du mamelon.

Pouls assez bien, tendu, régulier, 120 par minute.

31 mars. — L'expansion tend à redevenir normale, plus d'autres signes physiques.

1er avril. — L'expansion est revenue. Plus de signes physiques à l'auscultation. La température reste normale. Sortie le 7 avril.

OBSERVATION VI

Pneumonie au troisième jour.

Entrée le 7 février 1901. — B. M..., deux ans et demi. L'affection actuelle a débuté il y a à peu près un mois par de la toux qui est devenue de plus en plus fréquente. Depuis deux jours la malade est plus oppressée. Elle a conservé son appétit. Ce matin elle a vomi des glaires pour la première fois.

A l'entrée l'enfant ne semble pas très oppressée, la dyspnée est d'ailleurs très difficile à apprécier en raison des cris. Elle tousse assez souvent mais sans quinte, sans expectoration.

Au poumon gauche on voit à la simple inspection que l'expansion respiratoire est moins marquée dans la moitié supérieure de l'hémithorax gauche, en somme immobilité respiratoire manifeste du sommet, tant en avant qu'en arrière.

Submatité à la base gauche. Râles sous-crépitants fins, humides, occupant la moitié inférieure du poumon, s'éteignant progressivement à mesure qu'on s'approche du sommet. Souffle à timbre élevé au même niveau.

Rien en avant.

Rien au poumon droit.

Rien au cœur.

Le foie n'est pas gros.

Pas de matité splénique.

La température est à 40°.

L'enfant dort maintenant. est moins agitée qu'elle ne l'était à l'entrée.

Urines : pas d'albumine.

Pas de diarrhée, ni vomissements.

9 février. — L'immobilité est toujours très nette sous la clavicule et au sommet en arrière. Le mouvement est moins étendu à la base gauche qu'à la base droite, mais sensible cependant. On entend le souffle dans la moitié inférieure en arrière à gauche.

Température, 40°.

11 février. — La région sous-claviculaire gauche est immobile. La région de l'épaule en arrière joue moins à gauche qu'à droite. On entend du souffle et des râles dans la moitié inferieure du poumon gauche en arrière. Matité. Défervescence depuis la veille.

12 février. — Immobilité de la clavicule et de l'épaule. La base bouge. Défervescence complète.

19 février. — Toujours immobilité du sommet gauche en avant et en arrière. La malade mange bien, tousse un peu; il reste encore un peu de souffle à la base.

23 février. — L'enfant a peu de fièvre, pas d'érythème des muqueuses. Elle tousse davantage. Les râles de bronchite ont un peu augmenté.

24 février. — Les conjonctives sont rouges et on note de l'érythème du palais et du gosier, quelques macules sur la face.

25 février. — Toujours diminution de l'expansion à gauche. Cette nuit l'éruption s'est montrée à la face; elle est nettement rubéolique et commence à se montrer sur le tronc.

La température est montée à 40°.

Le souffle a disparu.

21 mars. — La malade revient des rougeoles complètement guérie.

L'immobilité persiste au sommet gauche, en avant et en arrière. La base est mobile, pas de signe d'auscultation.

mais il persiste de la submatité étendue à tout le côté, mais plus accentuée à la base. La température est normale. L'état général bon.

Cette observation est intéressante en ce qu'elle montre la longue persistance de l'immobilité respiratoire; tandis que la pneumonie avait débuté chez elle au commencement de février, on constatait encore le signe à la fin du mois de mars.

OBSERVATION VII

V. M..., treize ans. Entrée 10 février 1901.

Pneumonie au quatrième jour.

La maladie actuelle date de quatre jours. L'enfant se sentit mal en train; était frileuse. Elle eut un vomissement le soir du premier jour. La nuit elle fut agitée, avait de la fièvre, toussait un peu et souffrait beaucoup du ventre. Un médecin appelé en toute hâte diagnostiqua une appendicite. Elle fut reçue le 9 février dans un service de chirurgie à la Charité. Là on fut étonné de ne rien trouver dans la région appendiculaire qu'une douleur siégeant sur le cæcum; le côlon ascendant et le côlon transverse sans empâtement; l'état général était bon sans faciès péritonéal.

Le lendemain 10 février on fut surpris de voir que la douleur abdominale avait disparu tout à fait alors que la température persistait à 40°2.

La toux avait par contre augmenté.

10 février. — Entrée à la clinique de M. le professeur Weill.

L'enfant a le même état général; la même température. 40°1.

L'exploration du poumon en vue du signe de Weill permet de reconnaître de suite une diminution marquée de l'expansion respiratoire au sommet droit. Pas d'autres signes physiques bien déterminés.

11 février. — Le défaut d'expansion reste le même du côté atteint. Aujourd'hui seulement l'auscultation révèle le souffle tubaire aux deux temps à timbre plus aigu au niveau de l'épine de l'omoplate. Râles crépitants inspiratoires surtout après la toux.

L'expectoration est peu abondante, légèrement mêlée à du pus.

Température, 39°9.

12 février. — La diminution d'expansion du sommet droit reste la même. Toute l'épaule droite est plus immobile que la gauche.

Défervescence à 38°2.

13 février. — La moindre expansion du sommet droit persiste,

Température, 37°5.

A la base on n'entend plus rien d'anormal.

Dans la fosse sous-épineuse droite il reste pendant les fortes inspirations seulement quelques râles sous-crépitants et un faible souffle.

14 février. — Il ne persiste plus qu'une diminution de l'expansion au sommet droit.

Plus aucun autre signe physique.

22 février. — L'expansion est devenue égale des deux côtés. Sortie de l'enfant.

OBSERVATION VIII

J. H..., trois ans, entrée le 6 avril 1901.

Pneumonie double au quatrième jour.

La maladie a débuté le 2 avril par des phénomènes généraux : agitation, dyspnée, inappétence, céphalalgie, vomissements répétés. Température, 39°.

A l'entrée le même mauvais état général persiste. Température, 39°6.

6 avril. — A l'examen du poumon par la palpation on trouve de la diminution de l'expansion respiratoire dans le creux sous-claviculaire gauche.

Toux sèche, saccadée.

A l'auscultation on constate à gauche : les vibrations exagérées, râles sous-crépitants de fin calibre; respiration un peu soufflante surtout au deuxième temps.

Température, 39°6.

7 avril. — Même diminution d'expansion dans le creux sous-claviculaire gauche. Les autres signes physiques sont les mêmes à gauche. En outre il existe une diminution d'expansion dans le creux sous-claviculaire droit.

On entend de ce côté à l'auscultation, dans toute la hauteur en arrière, des râles sous-crépitants fins, mêmes râles en avant, les vibrations sont modifiées.

Défervescence ce soir à 36°8.

8 avril. — Même diminution des deux côtés. Mêmes signes physiques.

10 avril. — Toujours même défaut d'expansion.

Il ne reste plus que quelques râles disséminés.

13 avril. — L'immobilité a disparu des deux côtés.

Plus d'autres signes physiques.

La température reste normale.

L'état général est bon.

OBSERVATION IX

Ju. I..., treize ans et demi. Entrée le 15 mars 1901.

Pneumonie au cinquième jour.

Après quelques jours de fatigue et de malaises, l'enfant se plaint surtout depuis le 10 mars. Elle est plus fatiguée, a quelques vomissements et souffre de points de côté.

La fièvre est élevée, 40°, et oscille depuis autour de 40°.

Elle est reçue dans le service avec le diagnostic de fièvre thyphoïde, fait quelques jours auparavant par le médecin traitant.

15 mars. — La main appliquée dans les creux sous-claviculaires révèle une diminution très marquée de l'expansion respiratoire au sommet droit sous la clavicule. Cette diminution est également facile à apprécier pour le même sommet droit en arrière.

La toux n'a pas changé. Elle se plaint un peu du côté droit. Une selle diarrhéique depuis l'entrée.

A l'auscultation on note quelques râles de bronchite disséminés des deux côtés. Pas d'autres signes.

16 mars. — Même diminution d'expansion dans le creux sous-claviculaire droit. De même le sommet en arrière est presque immobile.

Aujourd'hui l'auscultation donne à la base droite de la submatité, de l'augmentation des vibrations, de l'obscurité, quelques râles, pas de souffle.

Défervescence à 36°8.

17 mars. — Même diminution respiratoire que la veille. Il persiste quelques râles à la base droite.

18 mars. — La diminution d'expansion a à peu près disparu sous la clavicule droite. Le sommet respire mal encore en arrière. Plus d'autres signes.

19 mars. — La diminution d'expansion n'existe plus dans le creux sous-claviculaire droit. Au même sommet en arrière la diminution tend à disparaître.

La température reste normale. Plus d'autres signes.

20 mars. — La respiration est égale aux deux sommets. Sortie le 24.

OBSERVATION X

Sch. M..., cinq ans. Entrée le 3 mars 1901.

Pneumonie au deuxième jour.

Depuis l'entrée, l'enfant est abattue avec des moments

d'agitation. Soif vive. Anorexie. Pas de selles depuis trente-six heures.

La toux semble être très douloureuse et l'enfant se laisse difficilement examiner. Elle accuse de fortes douleurs du côté droit.

Température, 40°8.

4 mars. — Pas de modification dans l'expansion respiratoire.

On a du reste de la peine à l'examiner à cause de la douleur qui n'a pas diminué depuis la veille.

A l'auscultation on entend des râles fins au poumon droit.

Température, 39°9.

5 mars. — Ce matin le défaut d'expansion de la région sous-claviculaire droite est manifeste.

La douleur a disparu complètement.

Température, 40°5.

L'auscultation révèle des râles fins, sous-crépitants, inspiratoires. Tendance au souffle.

6 mars. — Même diminution que la veille de l'expansion respiratoire.

Râles fins inspiratoires et souffle très net.

Température, 39°4.

7 mars. — La région sous-claviculaire droite bouge très peu. Le souffle et les râles persistent.

Température, 39°2.

8 mars. — La diminution respiratoire du côté droit persiste.

Défervescence à 36°7.

Le souffle est moins prononcé. Les râles existent presque au même degré que la veille.

9 mars. — La région sous-claviculaire droite bouge toujours très peu.

La température reste normale.

12 mars. — Même diminution d'expansion au sommet droit.

Le souffle a disparu. Il reste de l'obscurité respiratoire à droite.

21 mars. — Diminution toujours appréciable à droite.

L'obscurité respiratoire persiste. Ponction exploratrice négative.

Température normale.

30 mars. — La diminution tend à disparaître dans le creux sous-claviculaire droit. Plus d'autres signes physiques.

1er avril. — La respiration est devenue égale des deux côtés. L'enfant sort bien portante le 5 avril.

OBSERVATION XI

S. M..., deux ans et demi. Entrée le 12 janvier 1901.

Pneumonie au quatrième jour.

L'enfant a eu la rougeole il y a quinze jours. Depuis quatre jours il tousse davantage, est plus oppressé. Pas de vomissements, pas de diarrhée.

12 janvier. — La diminution respiratoire est manifeste sous la clavicule gauche.

Pas d'autres signes physiques.

Température, 39°8.

13 janvier. — Toujours même défaut d'expansion du creux sous-claviculaire gauche.

L'auscultation révèle des râles sous-crépitants fins avec souffle expiratoire à la base et surtout à la partie moyenne du poumon gauche.

Température, 39°5.

14 janvier. — L'expansion du creux sous-claviculaire gauche fait toujours défaut.

Défervescence à 37°.

15 janvier. — Même absence d'expansion.

Il reste quelques râles sous-crépitants sans souffle.

Température normale.

16 janvier. — Le défaut d'expansion du sommet gauche tend à disparaître. Quelques râles encore à la base gauche.

20 janvier. — La différence dans l'expansion des deux sommets n'est presque plus appréciable.

24 janvier. — Respiration égale des deux côtés.

L'enfant sort le 3 février bien portant.

OBSERVATION XII

B. M...., neuf ans et demi. Entrée le 3 janvier 1901.

Pneumonie au cinquième jour.

La malade fut prise le 28 décembre de frissons et de fièvre intense. Cauchemars la nuit. Violents maux de tête. Elle se plaignit d'un point de côté au niveau de la région précordiale. Pas de toux, mais vomissements fréquents. Hier, 2 janvier, elle aurait commencé à tousser. Le point de côté a persisté.

Par la palpation du creux sous-claviculaire gauche et du sommet gauche en arrière, on obtient une diminution marquée de l'expansion respiratoire, plus marquée presque en arrière de ce même sommet.

A l'auscultation on ne note que de l'obscurité respiratoire sans souffle ni râles.

Température, 40°5.

5 janvier. — Même diminution d'expansion au sommet gauche.

L'auscultation donne aujourd'hui seulement un souffle tubaire en arrière à gauche et de fines crépitations inspiratoires. Le point de côté a diminué.

Température, 40°2.

6 janvier. — La diminution d'expansion du sommet gauche persiste; en dehors du creux sous-claviculaire presque toute l'épaule gauche est immobile.

Défervescence à 36°8.

7 janvier. — Le creux sous-claviculaire et toute l'épaule ont recouvré leur mobilité. Tout signe physique a disparu.

La température reste normale.

L'état général est bon. L'enfant sort le 21.

OBSERVATION XIII

Ch. J..., six ans. Entrée le 18 février 1901.

Pneumonie au troisième jour.

Elle entre aujourd'hui 18 février pour une affection qui a débuté vendredi soir 15 février par des vomissements bilieux assez fréquents.

La nuit de dimanche à lundi elle eut une diarrhée assez abondante : six selles dans la nuit. La diarrhée est devenue moins fréquente ce matin. Dès le début de l'affection, douleur abdominale surtout dans le côté gauche.

Hier soir, 40°.

Depuis l'entrée, l'enfant n'a pas vomi bien que, au dire de la mère, les vomissements aient été incessants et aient duré quarante-huit heures. La langue est un peu saburrale, pas de diarrhée.

Elle a de temps en temps une toux grasse sans expectoration.

Elle est un peu oppressée. Respiration, 60, sans type inverse, sans jeu des ailes du nez.

Le point de côté abdominal persiste à l'épigastre diffusant plus ou moins dans tout l'abdomen.

L'abdomen est d'ailleurs normal, assez saillant, sans taches rosées ; aucune masse perceptible à la palpation.

L'*inspection du thorax*, gênée un peu par un léger état choréique de la malade, et surtout la palpation par la main à plat sur la région sous-claviculaire montrent de la diminution dans l'expansion respiratoire de cette région du côté droit ; à la base, l'expansion est plutôt augmentée à droite.

En arrière, même diminution dans l'expansion respiratoire du sommet droit.

La palpation cherchant les vibrations, la percussion ne décèlent cependant rien d'anormal, pas plus que l'auscultation.

L'enfant délire un peu, les réflexes rotuliens sont très diminués. L'enfant est un peu choréique.

Rien au cœur : 140.

Pas de matité splénique.

Urines : gros disque d'albumine.

La température est à 40°5 ce soir.

Herpès labial.

19 février. — Toujours même immobilité du sommet à droite, plus marquée en avant qu'en arrière.

Toujours pas de signes physiques.

A la base en arrière, expansion très faible des deux côtés. Elle se plaint d'une douleur dans le bras gauche. Douleur abdominale très prononcée. Température, 40°.

20 février. — Ce matin on trouve une diminution de la mobilité, non plus à droite mais à gauche.

Cette diminution est étendue à tout le côté, elle est surtout manifeste sous la clavicule et sur l'épaule. On constate encore du soulèvement à ce sommet gauche, mais l'expansion fait défaut. Disparition de la douleur.

Un peu de submatité à la base gauche. Elle tousse davantage depuis cette nuit, elle se plaint moins du ventre, du côté gauche, de la base gauche. Température, 40°.

21 février. — A la partie moyenne du poumon gauche, en arrière : souffle, râles sous-crépitants.

Mêmes signes au point de vue de l'immobilité.

La température se tient toujours autour de 40°.

22 février. — Toujours diminution d'expansion sous la clavicule gauche. L'expansion revient dans l'épaule gauche, quoique moindre qu'à droite.

On trouve des crépitations fines dans l'aisselle gauche. Réflexes rotuliens normaux ; pas de trépidations plantaires.

25 février. — La défervescence s'est faite le 22 au soir; elle est complète depuis.

On note toujours un défaut d'expansion au sommet gauche en avant et en arrière; à la base gauche également, diminution de l'expansion.

Dans la moitié inférieure du poumon gauche, on constate des râles sous-crépitants assez fins; de la matité; pas d'augmentation des vibrations.

13 mars. — Il persiste à la base gauche de la submatité, quelques râles et de l'exagération des vibrations.

Depuis quelques jours, toux quinteuse avec expectoration et vomissements, rappelant un début de coqueluche sans reprises. Déjà à l'entrée elle avait une toux quinteuse.

L'expansion respiratoire tend à redevenir normale du côté gauche

Depuis trois jours fièvre à grande oscillation, avec modification du caractère et inappétence.

Elle se plaint du ventre. Rien à l'examen de l'abdomen,

Toujours immobilité du sommet gauche.

21 mars. — Depuis le 14, la température est redevenue normale.

Toux coquelucheuse, sans reprise mais moins fréquente. Expectoration muco-purulente.

L'expansion est revenue complètement à gauche.

Les râles de la base ont complètement disparu.

Il reste encore un peu de submatité.

Cette observation est intéressante en ce qu'elle démontre, pour ce seul cas que nous avons trouvé, que le point de côté diaphragmatique intense a pu masquer l'existence du défaut d'expansion en amenant une respiration supplémentaire du sommet. Mais dès que la douleur est devenue moins intense, au bout d'un jour seulement, nous avons pu reconnaître l'existence de la diminution respiratoire du côté atteint.

OBSERVATION XIV

Pleurésie gauche.

Pneumonie droite au troisième jour.

C. A..., trois ans. Entrée le 28 mars 1901. L'affection actuelle a débuté assez brusquement, il y a sept ou huit jours par des malaises, de la fièvre, de l'inappétence, des vomissements et de l'agitation.

A l'entrée, la malade ne se plaint pas, ne paraît pas souffrir.

Elle a un bon état général, pas de faciès particulier. Elle a des saccades de toux sèche, brève, pas de dyspnée.

28 mars. — A l'examen du poumon on observe :

A droite : au sommet, une diminution de l'expansion respiratoire. Une sonorité normale, quelques ronchus de bronchite sous la fosse sous-claviculaire. Dans la région moyenne et à la base en arrière, légère submatité. Les vibrations ne sont pas sensiblement modifiées. La respiration est rude, presque soufflante. A l'extrême base, râles sous-crépitants fins.

A gauche : rien de modifié en avant et en arrière au sommet.

A la base on a une expansion un peu diminuée, de la matité avec disparition presque complète des vibrations, un souffle aux deux temps, plus accusé à l'expiration, un peu aigre, superficiel, pas d'égophonie.

Température, 39°5.

La langue est humide, un peu blanche, appétit diminué. Pas de vomissements. Constipation.

Cette nuit, sommeil agité.

30 mars. — Même immobilité du creux sous-claviculaire droit. Les autres signes physiques persistent.

Température, 39°2.

Une ponction faite à la base gauche donne un peu de liquide séreux clair.

Urines : pas d'albumine.

1er avril. — Le sommet droit est toujours immobile. Les signes d'auscultation à droite ont disparu. Défervescence à 36°5.

A gauche ; matité, abolition des vibrations, souffle.

13 avril. — On note à la base gauche de la matité, de la diminution des vibrations, plus de souffle, de l'obscurité respiratoire.

A droite : L'immobilité persiste toujours sous la clavicule droite. Plus de signes d'auscultation.

22 avril. — L'immobilité sous la clavicule droite a disparu. Persistance d'un peu de matité et d'obscurité à la base gauche. La température reste normale.

L'état général est bon.

Cette observation démontre le service que peut rendre la constatation du défaut d'expansion dans le creux sous-claviculaire du côté malade, puisque dans ce cas, le signe de Weill nous a permis de faire le diagnostic de pneumonie d'un côté, de pleurésie de l'autre.

CONCLUSIONS

I. — Dans la pneumonie infantile, dont le diagnostic est souvent fort difficile et au moment surtout où tous les signes physiques manquent, il existe, suivant M. le professeur Weill, un signe d'une constatation essentiellement facile en clinique.

II. — Ce signe consiste dans l'immobilité ou le défaut d'expansion thoracique au niveau du sommet et particulièrement de la région sous-claviculaire du côté où siège la lésion, que celle-ci intéresse les lobes inférieurs, moyens ou supérieurs du poumon, qu'elle soit corticale ou profonde.

On peut la rechercher soit à l'inspection simple, soit en appliquant les mains à plat au niveau des creux sous-claviculaires de chaque côté, ou encore au moyen d'un stylet enregistreur.

III. — On peut précocement constater ce signe, dès les premiers jours de la maladie, avant l'apparition d'autres symptômes physiques et il persiste jusqu'après la défervescence, quelquefois pendant un temps fort long.

IV. — D'une existence constante au cours de la pneumonie infantile, il manque au contraire dans les affections pleuro-pulmonaires pouvant présenter avec cette affection des similitudes symptomatiques : la pleurésie, la broncho-pneumonie. Il permet de faire le diagnostic différentiel avec toute autre maladie ressemblant par son début à une pneumonie infantile.

LYON
Imprimerie A. STORCK et Cie
Rue de la Méditerranée, 8

www.ingramcontent.com/pod-product-compliance
Ingram Content Group UK Ltd.
Pitfield, Milton Keynes, MK11 3LW, UK
UKHW012106240726
13965UKWH00004B/1581